ÉPIDÉMIE

DE

VARIOLE ET DE VARIOLOIDE

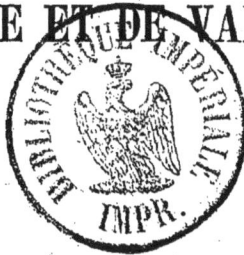

DU MÊME AUTEUR:

Relation d'une épidémie de rougeole et de suette miliaire, observée à Rueil (Seine-et-Oise), en 1862. Paris, 1863. In-8º, 47 p.

Étude clinique sur les tumeurs fibreuses de la fosse iliaque, mémoire présenté à la Société de chirurgie. Paris, 1864. In-8º, 16 p.

IMPRIMERIE DE L. TOINON ET Cᵉ, A SAINT-GERMAIN.

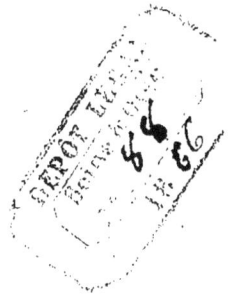

RELATION D'UNE ÉPIDÉMIE

DE

VARIOLE ET DE VARIOLOIDE

OBSERVÉE A RUEIL (SEINE-ET-OISE)

PENDANT LE COURANT DE L'ANNÉE 1863

PAR

Le docteur E. CHAIROU

ANCIEN INTERNE DES HOPITAUX DE PARIS
LAURÉAT DE L'ACADÉMIE IMPÉRIALE DE MÉDECINE
MÉDECIN ADJOINT DE L'ASILE IMPÉRIAL DU VÉSINET
CHEVALIER DE L'ORDRE ROYAL D'ISABELLE-LA-CATHOLIQUE

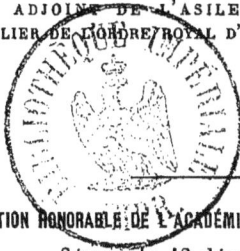

MENTION HONORABLE DE L'ACADÉMIE IMPÉRIALE DE MÉDECINE
Séance du 12 décembre 1865.

PARIS

J. B. BALLIÈRE et FILS

LIBRAIRES DE L'ACADÉMIE IMPÉRIALE DE MÉDECINE

Rue Hautefeuille, 19

—

1866

PRÉFACE

Il peut y avoir trois méthodes d'écrire l'histoire d'une épidémie. La première, qui s'appelle méthode statistique, consiste à relever soigneusement le nombre des cas ; les différentes conditions dans lesquelles se trouvent les individus : âges, sexes, professions, conditions météorologiques, température, hygrométrie, direction des vents, conditions héréditaires, tempéraments, etc.

La deuxième méthode, qui peut s'appeler méthode philosophique, note à grands traits les caractéristiques des différentes phases de l'épidémie; mais s'attache à faire ressortir le côté saillant des observations, cherchant sur sa route à élucider les questions pendantes, à faire ressortir les points les plus remarquables, qu'ils soient ou non en contradiction avec les faits acquis jusqu'à ce jour.

La troisième méthode, que j'appellerai méthode mixte, qui consiste à combiner ensemble les deux méthodes précédentes, et, tout en notant soigneusement toutes les observations, faire ressortir les considérations générales qui intéressent à la fois la science et l'humanité.

Je me suis demandé, en commençant le présent travail, laquelle je devais adopter; je me suis arrêté à la seconde de

ces trois méthodes, c'est-à-dire, à la méthode philosophique, et voici pour quelles raisons :

La première me paraît sèche, aride même. Outre qu'elle
entraîne à des développements forts longs, elle entraîne
également à des répétitions fastidieuses ; le plus grand
nombre des observations étant absolument identiques ; la
marche, la durée, le développement pustulaire se faisant
exactement de la même manière. Je l'ai en conséquence
rejetée.

J'ai rejeté également la troisième méthode, parce qu'elle
entraîne à des développements tels qu'un in-octavo suffirait
à peine à les contenir, et parce que des feuilles entières
seraient d'une lecture par trop aride, sans intérêt pratique,
sans application scientifique.

La méthode philosophique m'a paru au contraire échapper
à ces deux écueils. Il me paraît d'un très-médiocre intérêt
de répéter dans des cas nombreux le mode de développement des pustules, l'évolution de la maladie, ce sont là des
détails trop familiers à tous les médecins pour qu'il soit
utile de les mentionner, et je pense que lorsque je dis : tel
malade a la variole, il ne viendra à l'esprit de personne
de contester le diagnostic ; mais toutes les fois que je remarque une anomalie un peu tranchée, je crois de mon
devoir de la mentionner.

Il est un grand nombre de questions, non encore réso-
lues, qui intéressent à la fois la science et l'humanité.
Toutes les fois que dans le cours de mon récit je croirai
toucher à une de ces questions, je m'y arrêterai soigneusement afin d'en tirer une conclusion, s'il est possible,
sinon afin de noter par quels moyens et par quelles études
je crois qu'il sera possible, à l'avenir, de résoudre le pro-
blème.

Cette méthode philosophique, du reste, n'a pas été em-

ployée par moi aujourd'hui pour la première fois. C'est la
méthode que j'ai suivie dans un précédent travail (1) ; et
l'Académie, en récompensant ce travail, m'a encouragé à
persévérer dans la voie que je m'étais tracée.

En voici assez sur ce sujet. J'ai voulu simplement expli-
quer pourquoi certaines parties du présent travail semble-
raient trop écourtées ; d'autres, au contraire, paraîtraient
trop longuement développées.

Je tiens surtout à faire remarquer que je ne livre pas là
une œuvre de longue haleine. J'ai écrit toutes ces choses
pour ainsi dire au courant de ma clientèle. Chaque fois que
j'ai noté une remarque de quelque intérêt, je l'ai soigneusement indiquée ; ce sont, pour ainsi dire, mes impressions
de chaque jour que je livre à l'appréciation de nos maîtres.
Que si toutes les parties que je traite ne sont pas jugées
dignes d'éloges, je compte, du moins, que l'intention qui a
présidé à ce travail sera jugée digne d'approbation.

Écrire en 1864 quelques lignes relatives à la variole
semble impliquer au premier abord, chez l'auteur, ou une
étrange présomption, ou une bonne foi et une confiance
sans limites.

Je doute, en effet, qu'aucun sujet touchant à l'intérêt
de l'humanité ait fait noircir autant de papier. Des milliers
d'auteurs et des plus éminents ont abordé ce sujet, souvent
même l'ont traité à fond.

Cette surabondance d'écrits démontre toute la difficulté
de la question, et, malgré tout ce qui a été publié, malgré
ce qui se publie chaque jour, malgré les nombreux mé-
moires envoyés chaque jour à l'Académie, la lumière est
loin d'être faite sur toutes les parties de cet immense
sujet.

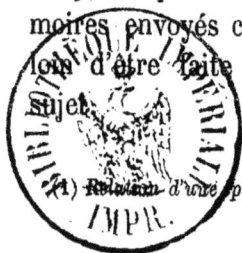

_____

(1) Relation d'une épidémie de rougeole et de suette miliaire. Paris, 1863.

Tout ce qui a trait à l'évolution de la maladie, aux formes diverses qu'elle peut revêtir, à sa durée, à sa terminaison, à son pronostic, a été traité avec tant de soin, par tant d'observateurs de génie, que les opinions sont unanimes dans leurs appréciations ; ou, s'il y a quelques dissidences, elles portent sur des détails tellement minimes que l'intérêt général ne saurait s'y arrêter.

Mais à l'histoire de la variole se rattache intimement l'histoire de la vaccine, si intimement même que ces deux questions ne peuvent absolument pas être séparées.

Or, ici commencent les divergences. — Qu'est-ce que la vaccine ? — quelle est son origine ? — Comment son inoculation préserve-t-elle de la variole ?

La vaccination est-elle utile ou non, en thèse générale ?

A quel âge doit-on vacciner ?

Pour combien de temps et au bout de combien de temps la vaccine préserve-t-elle de la variole ?

Sur toutes ces questions il y a presque autant d'opinions que d'individus. — Toutes ces opinions peuvent cependant se rapporter à trois systèmes.

I. La vaccine ou le cowpox est une affection distincte, qui, transmise à l'homme, le préserve sûrement, mais pour un temps limité, de la variole. Dans l'immense majorité des cas, le virus vaccin *pur* est sans inconvénient pour la santé générale. — Reste à savoir pendant combien de temps cette préservation agit sur l'économie.

II. La vaccine est un fléau pour l'humanité. — Elle ne préserve pas d'une manière efficace de la variole, ou, si elle en préserve, ce n'est qu'au détriment de l'individu, qui se trouve exposé à beaucoup d'autres maladies et très-nombreuses et très-graves, dans la crainte chimérique d'une affection qui peut-être ne l'atteindra jamais.

III. Il n'y a pas de virus vaccin. Ce virus n'est autre que le virus variolique. Vous privez l'homme de la petite vérole en lui donnant la petite vérole.

Cette dernière thèse, qui a retenti avec éclat dans ces derniers temps à la tribune de l'Académie, compte déjà de nombreux adhérents.

Devant le retentissement des discours des grands orateurs qui sont nos maîtres, il ne m'appartient pas à moi, obscur pionnier de la science, de trancher la question. — Je vais seulement traduire, et avec autant de clarté que possible exposer l'historique de la question, en laissant les illustres la trancher.

Ce fut vers 1776 que Jenner fit la découverte de la vaccine, et des propriétés préservatrices dont celle-ci jouissait relativement à la variole. Ce ne fut qu'en 1796, c'est-à-dire vingt ans après, qu'à la suite d'études nombreuses et suivies, et d'expérimentations sans relâche, qu'il livra sa découverte au public et à l'humanité.

Recherchant quelle pouvait être l'origine de la vaccine, Jenner avait cru découvrir qu'elle était le résultat, sur le pis de la vache, de l'inoculation d'une maladie particulière aux jambes du cheval, maladie qu'il désigne dans son travail tantôt sous le nom de *grease*, tantôt sous le nom de (*sore-heels*) ulcères des talons ; mots qui ont été traduits dans la langue des vétérinaires tantôt par eaux aux jambes, tantôt par javart.

Cependant l'expérimentation tentée à diverses reprises depuis cette époque pour inoculer l'eau aux jambes au pis de la vache n'avait fourni que des résultats contradictoires quand survint en 1856, à Chartres, un fait important et communiqué à l'Académie par M. Maunoury.

Un maréchal ferrant, non vacciné, en touchant à un cheval atteint d'eaux aux jambes, contracta sur les mains des pustules vaccinales. — Le virus de ces pustules, inoculé à un jeune enfant, détermina l'éruption vaccinale caractéristique.

L'expérimentation en resta là ; comme on ne sut jamais avec exactitude de quelle affection était atteint le cheval, il y eut des divergences d'opinions chez les médecins. Cependant la majorité se rallia à cette idée, que cet homme était sous l'influence d'une varioloïde, que cette varioloïde avait suivi ses phases successives, et que c'était la varioloïde et non le virus vaccin que M. Maunoury avait inoculé à son petit client.

Préoccupés de la régénération du vaccin, le Gouvernement comme les médecins avaient tenté de nombreuses expériences pour arriver à produire à volonté le cowpox chez la vache.

Les expériences de Jenner en 1807, du docteur Thiélée en 1839, du docteur Caly vers la même année, de Sanderland, de Miguel d'Amboise, de Bretonneau, de Hausmann, Humann, Billins, Heim, Hel, etc., etc., sont toutes soigneusement analysées et commentées dans l'ouvrage de M. Trousseau, et les résultats en sont développés avec un tel talent qu'il ne reste qu'à les mentionner (1).

Tel était à peu près l'état de la question quand arriva, en 1860, l'observation de Toulouse dont M. Bousquet rendit compte à l'Académie (2). Voici simplement le résumé de cette observation :

Pendant une épidémie de petite vérole à Toulouse et dans ses environs, une épizootie éclata sur les chevaux à Rieumes. En moins de trois semaines on comptait déjà plus de cent malades.

(1) Trousseau, *Clinique médicale de l'Hôtel-Dieu*, 2° édition. Paris, 1865 t. I, p. 104 et suivantes.
(2) *Bull. de l'Acad. de médecine*, 1861-1862, t. XXVII, p. 835.

Cette épizootie, décrite par M. Sarrans, vétérinaire à Rieumes, présentait les caractères suivants :

« Elle débutait par un état général marqué par une fièvre
» peu forte, mais qui se soutenait jusqu'à l'apparition des
» symptômes locaux. Le principal de ces symptômes con-
» sistait dans un engorgement des jarrets, chaud, rouge,
» douloureux, et l'animal boitait.

» Cette période durait de trois à cinq jours.

» La seconde s'annonçait par un écoulement purulent du
» pli du paturon, celle-là durait de huit à dix jours.

» A mesure que le pus coulait, la boiterie diminuait et
» l'engorgement se dissipait.   .

» Enfin les pustules se séchaient et, dès le quinzième
» jour, les croûtes commençaient à tomber avec des fais-
» ceaux de poils hérissés, laissant après elles des cicatrices
» plus ou moins marquées, suivant la confluence de l'érup-
» tion. »

Les pustules, du reste, ne se bornaient pas au paturon, mais elles étaient disséminées sur toutes les parties du corps.

A la nouvelle de l'épizootie, le bruit se répandit qu'il y avait dans les environs des vaches atteintes du cowpox.

L'éruption sur un jeune cheval dont l'observation a été plus soigneusement prise et analysée s'étendait même jus-qu'à la muqueuse des lèvres et à la pituitaire.

« Huit jours après l'invasion de l'éruption chez cette
» bête, M. Lafosse prit avec la lancette la matière d'une
» pustule et l'inocula publiquement à une jeune vache par
» une piqûre à chaque trayon. Huit jours après cette inocu-
» lation les trayons se couvrirent de pustules qui furent
» reconnues pour être des pustules de cowpox. Les pus-
» tules inoculées à des enfants donnèrent pour résultat de
» magnifiques vaccins avec toutes leurs propriétés. »

Il s'agissait de déterminer ce que c'était que cette nouvelle maladie du cheval qui était susceptible de produire la vaccine chez l'homme. — Tout d'abord le diagnostic de l'eau aux jambes fut écarté et on s'accorda à considérer cette affection comme étant de nature éruptive. Est-ce la variole du cheval comme le cowpox est la variole de la vache?

C'est ce qui fut le point de départ d'une longue et intéressante discussion dont retentit la tribune de l'Académie.

Le rapport de M. Bousquet donna lieu a une discussion fort remarquable à laquelle prirent part MM. Depaul, Bouley, Reynal, U. Leblanc, etc. (1).

M. Depaul trouva les faits exposés sans valeur; quant à M. Reynal, il contribua à jeter quelque lumière sur la question.

La maladie désignée sous le nom d'eau aux jambes est une affection qui peut prendre des formes très-différentes, tellement différentes que cette même affection est difficilement reconnue aux diverses périodes de son évolution. Mais ce qui a été établi dès ce moment par M. Reynal, et ceci est important à noter, c'est que cette affection débute par une maladie pustuleuse, mais que cette forme est d'une durée très-courte, passe souvent inaperçue, et, seule, fournit la matière purulente produisant le cowpox. Telle est pour M. Reynal la cause des résultats contradictoires obtenus par les expérimentateurs.

Enfin M. Bouley, après un très-bel exposé des travaux de Jenner, terminait par ces mots :

« Il résulte de cette discussion qu'il existe une maladie » du cheval. *Pourquoi M. Bouley n'a-t-il pas ajouté une ma-*

_____

(1) *Bull. de l'Acad. de médecine*, 1861-62, t. XXVII, p. 854 et suiv.

» *ladie pustuleuse?* qui produit le cowpox, que les carac-
» tères de cette maladie ne sont pas encore définis, qu'il
» faut faire table rase des observations et des expériences
» antérieures, et qu'il est indispensable de se livrer à de
» nouvelles observations et à de nouvelles expériences. »

Ainsi on voit que la question était loin d'être résolue.
Jenner avait trouvé qu'une maladie locale des jambes du
cheval pouvait produire le cowpox sur la vache. Jusqu'à ces
dernières années on avait fait peu attention à l'opinion du
grand observateur, et M. Bousquet (1) n'en parlait pas. Puis,
peu à peu, on était arrivé à admettre cette opinion, que le
fait avoué par Jenner était exact, et enfin que c'était une
affection pustuleuse développée chez le cheval, affection
non encore définie, qui déterminait la vaccine chez la
vache.

Tel était l'état de la question lorsque M. Bouley entreprit
une série d'expériences à Alfort; et, pour convaincre
M. Depaul, qui avait toujours refusé d'admettre l'exactitude
de ces observations, il l'engagea à assister à ces expériences.

De là est résulté la proportion inattendue émise et longuement développée par M. Depaul : Il n'y a pas de virus
vaccin, il n'y a qu'un virus varioleux. Chez le cheval, c'est
une affection pustuleuse qui avait jusqu'ici le nom de *javart*,
eaux aux jambes, stomatite, aphtheuse. Chez le mouton c'est
la clavelée, chez la vache c'est le cowpox, chez l'homme
c'est la variole. — Quand vous inoculez le pis d'une vache
avec le virus pris sur un cheval, vous lui inoculez la variole
du cheval, et par suite, quand vous inoculez un enfant, c'est
la variole que vous lui inoculez.

Ces diverses propositions ont été développées avec abon-

(1) Bousquet, *Nouveau Traité de la Vaccine.* Paris, 1848.

dance et avec un grand talent. Il est probable que tout
d'abord, à première audition, la plupart des médecins ont
été entraînés à admettre un résultat si logique, un ensemble de faits si rationnels, et des conséquences tellement
simples qu'on se demande comment il a été possible d'être
dans l'erreur pendant si longtemps.

Mais une théorie, si séduisante soit-elle, ne peut être
admise sans contrôle, et le premier moment de surprise
suscité par cette opinion étant passé, les critiques commen-
cèrent, les objections furent posées. —Voici les principales :

Si la clavelée du mouton, l'affection varioleuse du cheval,
le cowpox de la vache, la variole de l'homme sont des
affections identiques, il devrait être possible de transformer
chacune de ces affections l'une dans l'autre. Or, c'est ce
qui n'a pas eu lieu jusqu'à ce jour.

Si, lorsqu'on inocule un enfant avec le cowpox, il s'ensuit
simultanément une éruption sur tout le corps, il est possible que ce soit une éruption vaccinale. Que si l'éruption se
fait quelques jours après, on peut encore admettre qu'un
coup de fouet, résultat de l'inoculation, a eu son retentissement dans tout l'organisme ; mais si cette éruption se fait
seulement un mois ou quelques mois après, est-ce encore
à l'éruption vaccinale qu'il faut attribuer l'affection nouvelle ? Ces cas sont nombreux. Ainsi, pour ne citer qu'un
fait : J'ai donné, il y a quelques mois, mes soins à un petit
garçon âgé de trois ans. Cet enfant a été vacciné par moi
au mois de juillet dernier. Les résultats de la vaccination
ont suivi leurs phases normales. Sur six piqûres, trois seulement ont développé la pustule caractéristique; les trois
autres ont avorté. Rien ne fut altéré dans la santé de l'enfant, mais au mois de décembre suivant, vers le 10, l'enfant
ressentit les symptômes initiaux de la varioloïde, et le 12,
une éruption qui devint caractéristique s'ensuivit. Or, dès

cas semblables s'observent très-fréquemment. Il n'est pas de médecin vaccinateur qui n'ait de tels exemples.

Dans l'hypothèse de M. Depaul, on aurait donc affaire à une affection identique, ayant récidivé dans l'espace de quelques mois. D'après l'opinion ancienne, on a affaire à deux affections de natures différentes, dont la première mitige l'intensité de la seconde.

Troisième objection faite par M. Bouley. L'affection vaccinogène du cheval, communiquée directement à l'homme, sans passer préalablement par l'intermédiaire de la vache, n'a aucun des caractères de la variole. Les pustules qui se développent dans ce cas diffèrent du tout au tout des pustules vaccinales.

Quoi qu'il en soit de cette série de travaux, M. Bouley a tiré les conclusions suivantes auxquelles nous applaudissons, parce qu'elles paraissent devoir détruire, extirper, devrais-je dire, d'ici à peu de temps, la variole de l'espèce humaine.

Première conclusion. — Il existe chez le cheval une maladie à caractères bien déterminés, qui inoculée à la vache lui donne à coup sûr le cowpox.

Deuxième conclusion. — La maladie vaccinogène du cheval est une maladie très-commune, et quand on voudra régénérer le vaccin, on le pourra maintenant avec une certitude absolue. Précieux avantage, grâce auquel il sera possible de se mettre à l'abri des transmissions, avec le vaccin, de cette redoutable syphilis dont on a tant parlé dans ces derniers temps et de toutes les autres affections contagieuses.

Troisième conclusion. — Grâce à la multiplicité des faits qui se sont produits à Alfort, il n'y a plus rien d'obscur dans l'histoire du passé ; tout s'explique aujourd'hui de la manière la plus claire, la plus évidente.

Jenner avait bien vu; sa gloire aujourd'hui est plus grande que jamais.

Quelle que soit l'opinion personnelle de chaque médecin sur la nature de la maladie du cheval et de la vache, il n'en résulte pas moins des conséquences pratiques immenses et sur lesquelles on ne saurait trop insister.

A la suite de cette discussion, beaucoup de membres de l'Académie ont pris la parole pour appuyer ou combattre chacune des deux propositions; mais à présent les discussions ne peuvent être que philosophiques; elles ne sauraient rien ajouter à l'intérêt pratique de la question.

Que le cowpox soit ou non la variole de la vache, il importe peu; ce qui importe davantage, c'est que le cowpox ait le pouvoir d'empêcher la variole, et que le cowpox puisse être produit sûrement par une affection fréquente chez le cheval.

ÉPIDÉMIE

DE VARIOLE ET DE VARIOLOIDE

La variole a sévi avec une grande intensité dans une partie de l'Europe et principalement en France et en Angleterre pendant le cours de l'année 1863.

La plupart des villes de ces deux pays ont été éprouvées par ce fléau, mais avec une intensité différente.

Tandis qu'à Londres l'épidémie faisait d'énormes ravages, elle était bornée à Paris et dans les environs à des limites assez restreintes.

Si le nombre des malades atteints a été considérable, la gravité de la maladie l'a été très-peu.

Rueil, sur une population de plus de 5,000 âmes, a eu, pendant l'année 1863, 154 individus des deux sexes frappés, soit de variole, soit de varioloïde, soit de varicelle. Quelques varioles ont été confluentes, c'est le très-petit nombre, d'autres plus nombreuses ont été discrètes ; mais le nombre des varioloïdes et des varicelles l'a emporté de beaucoup sur le nombre des varioles.

Les enfants des deux sexes ont fourni les deux tiers environ des malades, les adultes ont presque constitué l'autre tiers, quelques vieillards seulement ont été atteints. Sauf deux ou trois cas et les enfants en bas âge non vaccinés, la variole discrète ou confluente a sévi principalement sur les enfants âgés d'au moins douze ans, elle a été en général bénigne.

Les récidives ont été assez fréquentes : j'ai compté bon

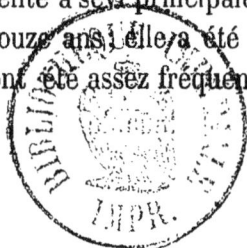

nombre de malades atteints primitivement d'une varioloïde
ou d'une varicelle plusieurs années auparavant bien que
vaccinés et qui ont de nouveau payé tribut à l'épidémie ;
j'ai observé un cas de varioloïde chez un malade de trente
ans ayant eu dans son enfance une variole confluente ; enfin
j'ai observé un cas de variole hémorragique chez un
adulte de vingt-deux ans. Ce cas s'est terminé par la mort.

La maladie a débuté dans les premiers jours de janvier,
est restée à peu près stationnaire pendant les trois mois qui
ont suivi pour prendre un accroissement beaucoup plus
considérable en juin, juillet et août, s'est ralentie en sep-
tembre et n'a plus offert que quelques cas isolés dans les
derniers mois de l'année.

Voici, du reste, le nombre de malades frappés chaque
mois de l'année.

Janvier	17	Février	12
Mars	8	Avril	12
Mai	24	Juin	30
Juillet	25	Août	14
Septembre	8		

La plupart de ces cas ont été déterminés par la contagion se propageant à chaque membre de la famille, ou au
voisin par les personnes ayant été en contact avec les malades. Il a souvent été possible de suivre par étape la géné-
ration de la maladie dans bon nombre de cas ; cependant il
m'a été complétement impossible de constater maintes fois
les traces de la contagion. Ainsi, quand la maladie sévissait avec une certaine intensité dans une partie isolée de la
ville ; souvent, à une extrémité opposée, un ou plusieurs
malades se trouvaient atteints sans avoir été en contact
avec aucune des personnes ayant approché les individus
contagionnés. Il est remarquable de voir l'épidémie procé-

der par bonds, sans pouvoir astreindre à aucune règle et à aucune prévision l'irrégularité de sa marche.

L'intensité de la maladie a été médiocre, toujours mortelle chez les enfants au-dessous de six mois non vaccinés, contrairement à l'observation faite par différents médecins. Elle devenait d'autant moins grave que le sujet était plus avancé en âge.

Les symptômes observés dans l'immense majorité des cas étaient ceux parfaitement connus décrits par Sydenham et depuis par tous les observateurs. Cependant il y a eu de nombreuses anomalies que je signalerai au fur et à mesure qu'elles se présenteront dans le cours de cette relation. Les symptômes chez les enfants sont un peu différents de ce qu'ils sont chez les adultes. Chez ceux-ci, en effet, l'éruption est toujours précédée par une constipation opiniâtre, des vomissements, une céphalalgie et des douleurs lombaires d'une grande intensité ; mais ces phénomènes n'ont pas été dans le cours de la présente épidémie en rapport avec la confluence de l'éruption.

Chez les enfants, au contraire, la diarrhée précède toujours ou presque toujours l'éruption ; un des phénomènes observés le plus fréquemment chez les petits malades, après la diarrhée, a été un état comateux persistant, interrompu par des vomissements et des convulsions qui pouvaient donner le change et faire prendre la maladie pour une méningite au début.

Contrairement à l'opinion de Sydenham, il m'a semblé que les accidents convulsifs, soit qu'ils précédassent ou qu'ils suivissent l'éruption, étaient toujours une fâcheuse complication ; ainsi tous les petits malades en bas âge qui ont succombé à la maladie ont presque toujours succombé aux attaques convulsives ; quelques-uns longtemps après que l'éruption avait totalement disparu, d'autres en même temps que se montraient les premières pustules.

Il est impossible de dire dans quelques cas si la variole a compliqué d'une manière fâcheuse les accidents convulsifs tenant à la dentition, ou si, au contraire, ce sont ces accidents convulsifs qui ont compliqué la variole. Les autres symptômes n'ont rien offert de spécial à signaler.

La marche de la maladie était généralement rapide, et vers le douzième jour ou le quatorzième le malade pouvait sortir.

La saison modifiait singulièrement l'état des symptômes ; ainsi, le délire, l'agitation, les accidents typhoïdes ont été infiniment plus fréquents et d'une bien plus grande intensité pendant les fortes chaleurs de l'été ; les complications bronchiques ont, au contraire, été beaucoup plus fréquentes et graves pendant les mois froids et humides.

La maladie n'a pas toujours été simple ; bien que, comme je l'ai dit déjà plusieurs fois, la physionomie générale de l'épidémie ait présenté une grande apparence de bénignité, il y a eu cependant dans certains cas des complications d'une certaine gravité ; ainsi j'ai signalé un cas de variole hémorragique et des convulsions chez les enfants ; chez les adultes nous avons eu, principalement pendant le mois de juillet et le mois d'août, tantôt des symptômes ataxiques et tantôt des symptômes adynamiques qui mettaient fréquemment la vie des malades en danger.

Un des phénomènes les plus curieux et sur lequel je reviendrai à plusieurs reprises en citant des observations à l'appui, a été la marche décroissante de la maladie au fur et à mesure qu'elle frappait successivement plusieurs membres d'une même famille. Ainsi elle débutait d'emblée par une variole confluente généralement sur le membre le plus frêle et le plus jeune de la famille, puis passait par une variole discrète, une varioloïde ou une varicelle ; mais toujours les derniers atteints dans un même groupe l'étaient plus légèrement que les premiers. Ceci tendrait à faire croire, contrairement à l'opinion généralement admise, que la varicelle n'est qu'un diminutif de la varioloïde.

La durée de l'incubation a été en général de cinq à neuf jours, rarement au-dessous ou au-dessus de ce terme. La gravité de la maladie n'était pas en rapport avec la durée de l'incubation.

Les maladies concomitantes qui ont régné pendant le cours de l'épidémie ont été très-peu influencées par la variole. Cependant je dois signaler une épidémie d'aphthes régnant dans le pharynx et qui sévissait principalement sur les enfants àgés de plus de deux ans, mais qui n'épargnait pas les adultes. Cette épidémie, qui a sévi sur un nombre très-considérable de malades, a régné tout autant pendant les mois d'été que pendant les mois d'hiver, elle a accompagné et continué l'épidémie de variole ; donnant lieu quelquefois à des symptômes d'une grande gravité, une fièvre intense, une prostration excessive, céphalalgie violente, souvent des vomissements, une constipation opiniâtre et du délire.

Les prodromes ont toujours été d'une grande intensité ; quelquefois, durant quelques heures seulement ; quelquefois un ou deux jours. Les amygdales étaient d'abord uniformément rouges, très-tuméfiées et devenant le siége d'un ou de plusieurs aphthes blancs parfaitement circonscrits, faciles à détacher soit avec le doigt, soit avec un pinceau. Cette affection, au reste, était sans aucune espèce de gravité, la maladie dépassait rarement une durée de trois ou quatre jours.

Un autre point très-curieux à signaler, a été l'absence presque complète de toute affection diphthéritique pendant le cours de ces deux épidémies. Je n'ai constaté que quel-

ques cas d'angine couenneuse ou ulcéreuse, elles toe s été
d'une guérison facile et je n'ai pas observé un seul cas de
croup pendant tout le cours de l'année 1863, dans la loca-
lité que j'habite et où j'exerce la médecine.

M. le docteur Guionis, médecin en chef de l'Asile du
Vésinet, a bien voulu me communiquer ses notes sur le
nombre de varioles envoyées dans cet établissement des
divers services hospitaliers de Paris. Ce nombre a été de
cent cinq pour toute la durée de l'année, mais tous ces cas
portent exclusivement sur des varioles graves, nécessitant
une assez longue convalescence. Le nombre des malades
atteints à Paris a donc dû être considérable.

Le nombre des varioles qui se sont déclarées à l'Asile
pendant cette même année, a été de quarante-trois. (L'Asile
du Vésinet ne contient que des femmes.)

Je viens d'exposer d'une manière générale la marche de
l'épidémie, je vais maintenant entrer dans les détails parti-
culiers et dans des considérations qui me paraissent mériter
une mention spéciale.

Début de l'épidémie. — Le 8 janvier 1863, la variole confluente se manifeste chez un enfant de cinq mois (garçon),
élevé au sein par sa mère. La famille se composait de trois
frères ou sœurs, plus âgés et tous vaccinés. — La maison
habitée par cette famille est située dans une ruelle étroite.
Elle est occupée par de nombreux ménages appartenant aux
classes les plus misérables de la société. — La variole, bien
que confluente, suivit sa marche la plus bénigne. L'enfant ne
cessa de prendre le sein, et, malgré l'état affreux dans lequel
il se trouvait, la maladie suivit sa marche régulière. — La
maladie était totalement guérie, toutes les croûtes pustu-
leuses complétement tombées; survinrent des convulsions
qui enlevèrent le petit malade en quelques heures, le
trente-troisième jour. Les convulsions peuvent-elles être

attribuées à la maladie? je ne le pense pas. — L'invasion
de la variole datait de cinq semaines, et on sait qu'à cette
période l'économie ne ressent aucune atteinte mortelle de
la variole. Chez cet enfant, du reste, l'économie paraissait
avoir été frappée avec une très-médiocre intensité. Pas
d'abcès ni de phlegmons, pas de désordres intra-thoraci-
ques. — Les digestions étaient restées normales. Les convulsions doivent dont plutôt être mises sur le compte de la
dentition, d'autant que l'âge de l'enfant rend cette hypothèse très-probable. Mort le 15 février.

Le 16 janvier, c'est-à-dire huit jours après l'invasion de
la maladie chez le petit malade ci-dessus, une voisine, trente-
neuf ans, est frappée à son tour. Ouvrière, ayant quatre enfants, tous vaccinés ; elle-même avait été vaccinée une fois
dans son enfance. Les six personnes qui composent la
famille habitent une seule chambre qui sert à la fois de
dortoir, de cuisine, de réfectoire, etc., dans laquelle, en un
mot, se passent tous les actes de la vie animale. La maladie
consista en une varioloïde grave, mais cependant varioloïde
ou variole discrète. Elle suivit toutes ses phases régulières.
Aucun des autres membres de cette famille ni même de
cette maison ne fut contagionné.

Le 28 janvier, une jeune femme de trente ans, habitant
une chambre au rez-de-chaussée de la première maison, fut
atteinte à son tour ; elle était vaccinée. Cette femme ne
garda le lit que cinq jours. Elle avait deux enfants, l'un
vacciné, de deux ans, l'autre non vacciné âgé de cinq mois.
Pendant que la malade gardait le lit, elle fut obligée de
prendre souvent ce dernier enfant sur son lit, soit pour lui
donner à boire, soit pour changer ses langes. La maladie
de cette femme consista en une varioloïde légère. Son enfant fut atteint de varioloïde seulement le 20 février. — Il
n'a eu qu'une varioloïde légère, sans complication, fièvre

violente, il est vrai, cris incessants provoqués par la douleur extrême que cause l'éruption; mais il ne cessa de
boire et de manger. Il guérit très-bien.

Ce dernier cas donne lieu à des considérations impor-
tantes et qui ne sont pas en rapport avec les opinions généralement admises par la plupart des médecins. — Il est
professé, en effet, que la variole frappant un individu vacciné se transforme généralement en varioloïde ou même en
varicelle. — Chez un individu non vacciné, au contraire,
elle reste variole et même variole confluente. — Chez l'enfant qui nous occupe, au contraire, nous voyons la maladie
suivre une tout autre marche. Il n'est pas vacciné, se
trouve dans un foyer manifestement épidémique et des plus
contagieux, puisqu'un enfant a été frappé de la variole
confluente, qu'il a contagionné deux personnes, et cependant la maladie ne se transforme que pour présenter un
degré de bénignité sur lequel on ne comptait pas. — De là
l'affection varioloïde se propage dans les maisons voisines
et dans une partie du quartier.

Le 20 février, un mois après le début de l'épidémie,
dans le quartier est de la ville, au point le plus éloigné du
centre de contagion où se sont passés les faits que je viens
de signaler, un enfant de huit ans est frappé également par
la variole confluente. Cet enfant fait partie d'une famille d'ou-
vriers qui occupe une des maisons les plus pauvres et les plus
populeuses de la ville. — La famille se compose du père, de
la mère et de quatre enfants. Elle occupe une seule chambre
et d'assez petite dimension. Les trois autres enfants sont
vaccinés. — Je ne puis savoir si le petit malade l'est également, la mère ne pouvant me renseigner sur ce point important. — L'enfant est resté pendant plusieurs années
chez une nourrice au loin, et les parents ont négligé de
s'informer si le petit malade avait subi l'inoculation. La

variole, ainsi que je l'ai dit, est confluente. La figure et les membres ont pris un développement énorme et ont cette apparence hideuse qui ne s'efface jamais de l'esprit quand les yeux en ont été frappés une seule fois. Aucun des autres membres de la famille n'a été atteint, mais dans le voisinage de nombreux malades ont été frappés. Ainsi, les premiers cas de variole se sont développés aux deux extrémités de la ville, et de là l'affection s'est propagée à peu près indistinctement dans tous les autres quartiers.

Pendant les mois d'avril, mai et juin l'épidémie continue ; le nombre des personnes atteintes fut de soixante-six environ pendant ces trois mois. Il n'y eut pas de décès à déplorer. La maladie resta variole discrète ou varicelle, ou varioloïde de plus ou moins d'intensité.

Elle régna principalement sur les enfants non vaccinés.

Vers la fin de juin, il y eut une recrudescence dans la maladie. Un ouvrier de trente-sept ans, non vacciné, variole confluente, accidents comateux du douzième au quinzième jour. — Traité par le café, guérison.

Cet homme fut soigné par sa femme qui ne gagna pas la maladie.

Son frère, vacciné, passa seul deux nuits auprès de lui et dix jours après il gagna également une variole intense, mais non confluente. — Guérit. — Dans le voisinage, pendant cette période, de nombreuses varicelles, deux varioloïdes, une variole intense.

Ainsi nous voyons trois îlots distincts, trois foyers contagieux qui ont servi de centre de propagation.

Le premier est au centre de la ville.

Le deuxième, quartier de la caserne.

Le troisième, quartier de la Malmaison.

Nous croyons que la maladie s'est abattue d'une manière épidémique sans qu'il soit possible d'invoquer la contagion.

— Dans les deux premiers quartiers, la variole a été tout d'abord confluente; dans le troisième, mieux aéré, elle n'a été que varicelle.

Pendant tout ce temps je pratiquai de nombreuses vaccinations. — Aucun des sujets vaccinés n'a contracté la variole confluente. — Plusieurs ont contracté la varioloïde. Quelques-uns la varicelle.

Mais voici ce qu'il y a à noter.

Le 28 mai, je vaccinai dans une propriété particulière, isolée complétement du reste de la ville, une jeune fille de treize ans, très-bien constituée et douée d'une excellente santé. Le lendemain, je vaccinai au même endroit trois autres personnes, une jeune fille de vingt ans, une de seize et leur mère.

Chez tous ces sujets l'évolution de la pustule vaccinale parut se faire régulièrement. Il y eut autour des pustules de vaccination une auréole inflammatoire considérable qui, dans les quatre cas susmentionnés, provoqua de la fièvre, des démangeaisons considérables et même une sensation de brûlure très-notable. Seulement la pustule, au lieu d'être circonscrite et ombiliquée, augmenta au contraire en largeur et ne s'ombiliqua pas.

Le sujet qui procura le vaccin fut un enfant de quatre ans de la plus belle apparence, n'ayant eu depuis son enfance que de très-légères indispositions. La mère est une jeune femme de vingt-cinq ans, très-bien constituée et de belle santé. Le père a trente ans, est très-bien portant, mais porte sur le visage des cicatrices profondes et nombreuses, résultant d'une variole confluente dont il a été atteint dans son enfance. Cette même petite fille m'a fourni du pus vaccinal pour six autres sujets, enfants chez lesquels l'éruption vaccinale s'est normalement développée, sans accidents, sans complications.

Quatre jours après l'inoculation vaccinale, la jeune fille de treize ans, vaccinée la première, eut le soir quelques pustules de varioloïde qui se développèrent sans accidents. — L'enfant avait dîné comme d'habitude, à huit heures elle était gaie et bien portante; mais sa mère, remarquant quelques boutons sur le visage et sur le cou, la fit coucher par précaution. Appelé sur-le-champ, je crus avoir affaire à une varicelle des plus légères. Il y avait trois ou quatre boutons sur le visage, une dizaine disséminés sur le tronc, deux ou trois sur les membres. Je pensai que l'éruption n'aurait aucune intensité et je crus que la jeune malade pourrait se lever le lendemain, mais pendant la nuit l'éruption devint beaucoup plus considérable. — La fièvre, qui était tout à fait nulle la veille, se développa un peu, et le lendemain matin la malade en voulant se lever eut une syncope, puis elle se sentit une telle courbature dans les bras, dans les jambes, qu'elle fut contrainte de rester au lit. Pendant près de cinq jours l'éruption augmenta d'intensité, prit le caractère d'une varioloïde. — L'éruption fut très-abondante sur le visage, et fut confluente sur les bras au pourtour des pustules vaccinales. — Puis les pustules se desséchèrent successivement suivant l'époque de leur apparition, et le dixième jour la malade fut trouvée en état de prendre un bain.

Cette observation nous paraît très-remarquable à plusieurs points de vue.

1° L'éruption vaccinale et l'éruption de varioloïde se développèrent simultanément. — La varioloïde prit même une certaine intensité ; elle a été spontanée, car l'enfant qui a fourni le virus vaccin, vu par moi à différentes reprises pendant le mois de juin, n'a présenté aucune espèce d'accident analogue.

2° La varioloïde s'est développée dans ce cas particulier

sans aucune espèce de symptômes prodromiques. C'est ce que je n'ai jamais observé.

3° L'éruption de varioloïde a mis cinq jours à opérer son évolution complète, depuis l'apparition de la première pustule jusqu'à l'épanouissement complet.

Il est donc permis d'affirmer que la période prodromique et la période d'éruption se sont confondues l'une avec l'autre.

Maintenant à quoi est due cette anomalie signalée? — Est-ce à une idiosyncrasie particulière, est-ce à la vaccination? — Une analyse minutieuse de la marche de la maladie semble démontrer que le principe existait à l'état latent dans l'organisme, mais que l'explosion en a été modifiée par l'inoculation vaccinale. — Bien que les deux éruptions aient pour ainsi dire marché côte à côte, elles ont été l'une et l'autre modifiées quant à leur physionomie particulière.

Mais continuons l'observation de nos malades.

Après le bain on pensa ne plus devoir empêcher le contact avec la malade des autres personnes qui habitaient sous le même toit.

Les deux jeunes filles vaccinées en même temps embrassèrent leur camarade et passèrent de longues heures avec elle à dater du dixième jour, bien que toutes les croûtes ne fussent pas détachées.

Six jours après, seize jours par conséquent après la vaccination, l'aînée des deux, âgée de vingt ans, ressentit du malaise, de la courbature, des douleurs dans les bras, les jambes et principalement dans la région lombaire; les douleurs furent assez violentes pour forcer la malade à se recoucher, bien que la fièvre fût d'une médiocre intensité, 88 pulsations environ. Puis apparition d'une varioloïde franche, d'une médiocre intensité, beaucoup moins confluente que chez la première malade. Enfin apparition d'une varicelle discrète et très-bénigne chez la jeune sœur, âgée de seize ans. — Cette varicelle ne nécessita même pas le séjour au lit.

Dans les deux derniers cas cités, la maladie a été bien évidemment le résultat de la contagion. Rien à noter de particulier ni quant à la durée de l'incubation, ni quant à la marche de l'éruption.

Seulement faisons une observation que nous serons à même de renouveler dans le cours de ces quelques études, c'est que la maladie paraît épuiser sa violence au fur et à mesure de sa marche contagieuse.

Le fait suivant s'est passé dans une famille de paysans qui se compose du père, de la mère et de cinq enfants. Les deux premiers, bien qu'ayant eu la variole dans leur enfance et n'ayant pas été vaccinés, n'ont jamais voulu qu'aucun de leurs enfants fût soumis à l'inoculation vaccinale.

Les enfants sont, comme je l'ai dit, au nombre de cinq. un de trois ans, — un de cinq ans, — un de sept, — un de huit et un de neuf ans. — Ils jouissent en général d'une bonne santé. Cependant deux d'entre eux ont eu la rougeole-suette l'année dernière. Le logement d'habitation est bien aéré, spacieux et tenu avec un soin qui dénote une certaine aisance. Il se compose d'un rez-de-chaussée qui sert de cuisine et d'un premier étage subdivisé en deux chambres.

Le 5 juillet 1863, l'avant-dernier enfant, âgé de cinq ans, fut pris des symptômes initiaux de la variole : frisson, fièvre, céphalalgie, courbature, vomissements, etc. — Je proposai sur-le-champ à la mère de vacciner les quatre autres enfants, en lui affirmant qu'ils ne pouvaient échapper à l'épidémie. — Elle refusa. — Je dus donc me borner à observer ce qui allait se passer. Seulement j'obtins de faire coucher les quatre enfants bien portants au rez-de-chaussée.

Mais dès que les accidents fébriles furent dissipés chez mon petit malade, c'est-à-dire vers le quatrième jour de la maladie, la mère alla aux champs s'occuper des travaux de la moisson, laissant son malade à la garde de l'aînée des enfants, petite fille de neuf ans, non vaccinée.

La maladie suivit sa marche normale. L'éruption, la suppuration et la desquamation, la bouffissure au visage et aux membres, la constipation habituelle, bref aucune anomalie, bien que l'éruption ait eu une certaine confluence. Le cinquième jour, le malade put avaler un peu de bouillon, et on commença à le lever quelques heures le 17 juillet, c'est-à-dire douze jours après l'invasion de la maladie. A dater de ce jour je ne devais plus revenir, et, malgré mes recommandations, on laissa les enfants communiquer tous ensemble et amuser le convalescent. Les parents reprirent leurs travaux ordinaires, c'est-à-dire qu'ils ne rentrèrent qu'à l'heure des repas.

Le 23 juillet, six jours après que cette communication eut été rétablie, le plus jeune des enfants tomba malade à son tour; mêmes symptômes initiaux et aussi violents que chez le précédent malade; même marche de la maladie parfaitement régulière, mêmes confluences; rien à noter, par conséquent.

Le 25 juillet, les trois autres enfants, qui avaient été épargnés jusque-là, tombèrent malades à leur tour et à peu près en même temps.

Seulement, chez ces derniers, les symptômes varièrent à l'infini; ils furent d'autant moins graves que l'enfant était plus âgé. Ainsi, tandis que chez l'enfant de sept ans la maladie était une variole discrète, chez celui de huit ans elle se métamorphosait en simple varioloïde. Enfin, chez la petite fille de neuf ans, qui avait constamment gardé le premier malade, il n'y eut qu'une simple varicelle et encore très-

légère; jamais la fièvre, un peu de malaise pendant six
heures environ, à peine perte d'appétit.

Quelques-uns de ces symptômes furent communs à tous
les enfants atteints; d'autres, au contraire, ne se montrèrent
que chez plusieurs d'entre eux.

Ainsi, pendant la période prodromique, les vomissements
n'existèrent que chez les plus jeunes; les autres, au contraire,
n'eurent même pas de nausées. Chez les quatre plus jeunes,
il y eut de la fièvre, de la céphalalgie, de la somnolence,
des frissons, redoublement fébrile le soir. Chez ces quatre
malades, l'éruption commença à paraître le quatrième jour
pour suivre la marche régulière; enfin, chez ces cinq enfants,
il y eut une constipation considérable que des lavements
répétés parvenaient à peine à mitiger, et enfin ils n'eurent
ni les uns ni les autres la diarrhée qui s'observe si commu-
nément à la fin de la maladie.

Je ferai observer que le père et la mère, le grand-père
et la grand'mère, qui avaient eu la variole dans leur enfance
et qui ont vécu dans ce foyer d'infection, n'ont pas été
atteints par la maladie.

Je n'ai rien à signaler relativement à la marche et à la
durée de cette maladie. Tandis que la malade atteinte de
la varicelle ne gardait le lit que pendant une demi-journée,
les autres le gardaient beaucoup plus longtemps.

Je ne sais si des observations analogues sont nombreuses, mais celle que je viens de mentionner me paraît
fertile en enseignements.

Pourquoi la maladie a-t-elle revêtu un caractère si diffé-
rent chez les différents sujets? Était-ce parce que l'épidémie était moins apte à se propager, qu'elle perdait de
son action au fur et à mesure de sa marche?

Était-ce parce que les idiosyncrasies des individus ne se
prêtaient pas à la germination de la graine?

Ou bien enfin était-ce parce que les individus offraient à l'invasion du virus une résistance d'autant plus grande qu'ils étaient plus âgés ?

Ce sont autant de questions dont la solution est bien difficile.

Mais ce n'est pas tout ce que nous devons mentionner.

Certains observateurs nient l'identité de la variole et de la varicelle ; il est même généralement admis que la variole ne peut pas plus se transformer en varicelle que la varicelle ne peut se métamorphoser en variole. — Nous ne savons pas encore ce qu'il en est dans cette dernière hypothèse, je serais fondé à penser que c'est probable, car j'ai observé maintes fois des individus vaccinés et varicelleux communiquer une simple varicelle à des individus non vaccinés. Mais je ne pensais pas que la variole pût assez perdre de son action sur un sujet non vacciné pour se transformer spontanément en varioloïde et en varicelle; c'est cependant ce qui me paraît incontestable après l'observation que je viens de rapporter.

Cette observation s'est reproduite plusieurs fois dans le cours de cette épidémie.

Famille de deux enfants : la première a quatre ans et a une varioloïde intense ; huit jours après, la petite sœur, âgée de six mois seulement, est prise d'une varicelle légère, sans réaction inflammatoire sur l'économie.

Il est donc permis, d'après cela, d'affirmer que la variole, la varioloïde et la varicelle sont une seule et même maladie, à différents degrés d'intensité ou de force. — C'est ainsi qu'une même graine produira un arbre plus ou moins fort selon le terrain où elle a été semée, toutes conditions de développement étant égales d'ailleurs.

Il est encore un autre enseignement que nous croyons pouvoir tirer de cette observation :

Un grand nombre de médecins, nombre qui semble s'accroître chaque jour, s'élève avec énergie contre l'utilité de la vaccination ; depuis nombre d'années les épidémies de variole étaient devenues tellement rares que l'on avait pu songer à se dispenser de la vaccine.

L'épidémie de variole qui vient de régner pendant le cours de cette année, non-seulement en France, mais encore dans toute l'Europe, permettra sans doute d'observer et de publier beaucoup de faits analogues à celui dont je viens de parler. C'est en effet le seul cas que, pour ma part, j'aie été à même d'observer depuis que j'ai commencé à me livrer à l'étude de la médecine. — Tandis que dans la plupart des autres familles un membre pouvait être atteint de la variole sans contagionner nécessairement pour cela les autres membres préalablement vaccinés, ici, au contraire, nous voyons tous les enfants fatalement empoisonnés par le virus, et deux au moins porteront toute leur vie ces cicatrices indélébiles que tout le monde connaît et redoute à juste titre.

Enfin, une autre remarque digne d'intérêt est la suivante :

Dans l'épidémie de rougeole et de suette miliaire qui a régné l'an passé à Rueil, je me suis efforcé de démontrer, autant qu'il a été en moi, la propriété contagieuse de la maladie. — Il faut avouer cependant qu'elle serait infiniment moins contagieuse que la variole. En effet, deux enfants seulement de cette famille ont été contagionnés l'an passé, tandis que cette année tous ont payé leur tribut à la variole. J'ajouterai que les deux enfants de l'an passé sont précisément ceux chez lesquels la variole a été plus confluente cette année.

Je viens de citer un exemple de variole perdant de son intensité à mesure qu'elle se développe chez des sujets plus âgés, et n'atteignant pas du tout les parents atteints de variole dans leur enfance. Voici une obsevation d'un ordre tout opposé, d'une variole confluente se développant chez un adulte non vacciné, épargnant la femme qui l'a gardé pendant toute la durée de la maladie et qui avait été vaccinée pendant son enfance, et se propageant au contraire à un frère qui avait seulement veillé deux nuits auprès du malade, et qui portait aux deux bras des cicatrices debonner et légitime vaccine.

N... est âgé de 37 ans, il jouit d'une bonne santé, a ses enfants bien portants, et habite un logement au deuxième étage, bien aéré et composé de deux pièces.

Au commencement de juin, il est pris des symptômes initiaux de la variole : frissons répétés, fièvre violente, chaleur à la peau, vomissements fréquents, céphalalgie violente, douleurs dans les membres et dans les lombes, constipation considérable.

Le troisième jour, apparition de petites élevures purulentes indiquant sans aucune hésitation l'apparition d'une variole confluente : apparition d'autant plus probable que nous sommes dans un foyer épidémique et que le malade n'a pas été vacciné. La maladie suivit sa marche régulière. — Il n'y a rien à noter que la constipation persistante et un coma qui dura du neuvième au quatorzième jour de la maladie. — Le malade guérit, bien que deux mois après la faiblesse fût telle qu'il ne lui était pas possible de reprendre ses travaux et qu'il garde sur le visage des cicatrices indélébiles.

Ce malade fut gardé pendant toute la durée de la maladie par sa femme, âgée de 30 ans, vaccinée, et qui fut tenue à une surveillance incessante, le malade ayant le plus souvent le délire. — Comme je l'ai dit plus haut, cette femme ne fut pas contagionnée.

Pendant deux nuits seulement, la nuit du dixième au onzième et du onzième au douzième jour, la garde du malade fut confiée à son frère, jeune homme de 27 ans, vigoureusement constitué, et présentant aux deux bras des cicatrices de vaccine.

Neuf jours après, ce dernier était pris à son tour des symptômes initiaux de la variole. Le troisième jour apparut une éruption confluente, tout aussi confluente que chez le précédent malade. Les symptômes généraux eurent cependant un peu moins d'intensité. Seulement, tandis que chez le premier malade les symptômes comateux prédominaient, chez ce dernier, au contraire, les accidents de délire et d'agitation se montrèrent seuls. La durée de la maladie fut la même, mais la convalescence fut plus rapide, et vers la fin de juillet on put voir les deux malades se promener dans les rues ensemble, présentant la même physionomie, (le visage labouré de cicatrices fraîches) et la même faiblesse.

Les deux varioles furent bien manifestement confluentes; toutes deux guérirent.

La durée de l'incubation fut exactement de neuf jours. — Tandis que chez les enfants qui font l'objet de la précédente observation elle ne fut que de six ou sept jours. — Il est vrai que ces derniers n'avaient jamais été vaccinés.

Au point de vue du traitement je ne dois pas omettre de mentionner les excellents résultats que m'a donné le café noir, étendu et administré au malade dans le but de combattre le coma persistant; la faiblesse du pouls m'ayant empêché de songer à un traitement débilitant.

Le symptôme que je signale a, du reste, été signalé par presque tous les observateurs qui ont été au centre d'un foyer d'épidémie de varioles confluentes. — Voici comment Sydenham s'explique à ce sujet : « La phrénésie survient

» quelquefois à cause de la trop grande effervescence du
» sang ; alors le malade devenu furieux, ne pouvant sup-
» porter la chaleur, résiste avec une force terrible aux
» efforts de ceux qui veulent le tenir au lit. D'autres fois la
» même cause produit un effet tout contraire, savoir une
» affection comateuse en ce que le malade ne s'éveille pres-
» que jamais qu'à force d'être poussé continuellement (1). »

A quoi est dû ce symptôme? Est-ce à la trop grande
effervescence du sang comme le veut Sydenham? Si l'on
réfléchit à la ressemblance de ce sommeil avec ce que l'on
observe fréquemment dans l'érysipèle de la figure, on est
porté à penser que l'inflammation des vaisseaux de l'orbite
en est la cause.

Dans les quelques jours qui suivirent la variole confluente
chez le premier individu, il y eut quelques personnes conta-
gionnées à des degrés différents. — Ce furent dans la même
maison : Jeune fille de dix-sept ans, varicelle sans gravité.
— En face : Vigneron de quarante-sept ans, variole discrète. — Et dans le voisinage, enfant de cinq ans, vacciné
depuis deux ans, variole discrète. — Un jeune homme de
vingt-cinq ans, variole discrète. — Une femme de trente-
quatre ans, varicelle avec symptômes prodromiques d'une
très-grande violence. — Enfant de deux ans non vacciné,
variole confluente, mort le dix-septième jour. — Jeune
femme de vingt-cinq ans, variole.

Aucun de ces malades n'avait été en contact avec le malade qui servit pour ainsi dire de centre à la contagion,
sauf le dernier. Mais si l'on considère : 1° Qu'il fut en
contact pendant la période prodromique, avant l'apparition
de l'éruption ; 2° qu'il ne fut atteint lui-même que près de
six semaines après cette visite, on sera porté à attribuer la

(1) Sydenham, *Petite vérole régulière. Médecine pratique.* Traduction de
A.-F. Jault, 239.

maladie à l'influence épidémique et non pas à la contagion.

Tous les cas que je viens de mentionner se sont développés dans un quartier peu étendu, dans les deux mois qui suivirent l'apparition de la première maladie.

Aucun d'eux ne mérite une mention spéciale.

Prodromes, symptômes, marche, durée.

Un seul mérite un examen plus attentif, c'est le cas d'une femme qui eut une varicelle simple, non ombiliquée, et chez laquelle les symptômes prodromiques furent violents.

Voici du reste cette observation :

Femme de trente-quatre ans ayant eu cinq enfants. Bonne santé générale. — Logement salubre composé d'un rez-de-chaussée qui sert de cuisine, et d'un premier étage où il y a deux chambres à coucher.

Le 27 juillet, cette femme est prise par des frissons et une courbature telle qu'elle ne peut rester levée. Au moment où je la vois, à ma visite du soir, elle a une fièvre violente, une céphalalgie considérable, courbature et même fortes douleurs dans tous les membres. Elle se plaint aussi d'une douleur lombaire de beaucoup d'intensité. — Il y a eu dans la journée plusieurs syncopes ; disposition à la sueur et aux vomissements. — Constipation depuis plusieurs jours. — Cette femme a été vaccinée dans son enfance. — Je crus à une variole complète. — Le mardi 28, mêmes symptômes, seulement avec plus d'intensité encore que la veille. — La malade a voulu se lever, mais elle a été prise d'une syncope qui a duré quelque temps. — Le mercredi 28, apparition de quelques vésico-pustules, — trois ou quatre sur le visage, et une centaine environ sur tout le reste du corps. — En même temps, cessation complète de tous les symptômes fébriles. Il ne reste qu'un peu de courbature.

Le 30 et le 31, développement des pustules caractéristiques, mais sans nouveaux accidents. — Le reste de l'observation ne mérite aucune attention. Quatre jours après la malade sortait et pouvait reprendre ses occupations, ses journées.

Ainsi, dans ce cas particulier, nous voyons des symptômes très-considérables, hors de toute proportion avec l'éruption ; nous n'en faisons mention que comme d'un cas exceptionel.

Cette observation est en effet en contradiction avec tout ce que je connais. Je n'ai jamais lu ni entendu citer de cas analogue. C'est pour moi une preuve de plus de l'identité de la variole, de la varioloïde et de la varicelle. Pour me servir d'une comparaison qui fera mieux saisir mon idée, la graine est la même, seulement elle produit un arbre de vigueur différente, selon qu'elle tombe sur un sol plus ou moins favorable, ou qu'elle s'est usée et épuisée dans les différentes phases de la contagion.

Ce cas cependant ne manque pas d'importance. Il nous démontre en effet combien il faut être réservé sur le pronostic, et combien cette maladie peut revêtir de formes nouvelles et inattendues : c'est du reste la seule fois que j'ai vu une simple varicelle donner lieu à des symptômes aussi longs et aussi intenses.

Nous sommes à une époque où il est impossible de faire l'histoire de la variole sans entrer dans quelques considérations sur la vaccine, et sans entrer dans quelques détails sur l'influence de l'inoculation, sur la marche de la maladie. Cette question prend aujourdui des proportions infiniment plus considérables encore, à la suite de la grande discussion académique qui retentit en ce moment parmi tout le monde médical. Comment se fait-il que les nombreux travaux publiés à ce sujet n'aient pas amené une opinion commune parmi tous les médecins de ce siècle? On n'est pas encore d'accord sur la question de savoir s'il y a urgence de vacciner et de revacciner pendant le cours d'une épidémie de variole. — Ainsi nous voyons MM. Rilliet et Barthez, dont l'autorité a un si grand poids sur cette matière, s'opposer à la vaccination des enfants.

Pour moi, dès que j'eus constaté la présence de l'épidémie de variole, je n'ai pas hésité à vacciner en masse le plus d'individus qu'il m'a été possible. Le nombre des vaccinations s'est élevé à plus de cent pour l'espace de quelques mois. Or, voici ce qu'il m'a été permis de constater.

Aucun des sujets vaccinés par moi pendant ce laps de temps n'a contracté la variole ou la varioloïde, sauf les trois jeunes filles dont j'ai rapporté l'observation, et encore, la marche de cette affection a été tellement irrégulière chez la première d'entre elles, qu'il est certain qu'elle a été sensiblement modifiée par l'inoculation.

Parmi les sujets vaccinés à une époque antérieure, beaucoup ont eu la varioloïde ou la varicelle; quelques-uns seulement la variole discrète, mais chez aucun d'eux l'affection n'a été mortelle ni même grave.

Au contraire, chez les sujets non vaccinés, la variole a souvent été grave et quelquefois mortelle. De sorte que je ne crois pouvoir mieux faire que de rapporter textuellement la conclusion des auteurs du *Compendium de médecine.*

« L'action préservatrice de la vaccine a été niée avec
» violence, avec opiniâtreté; de longues discussions, d'ar-
» dentes polémiques se sont élevées à ce sujet ; elles n'ont
» plus qu'un intérêt historique; il n'est pas nécessaire de
» développer des arguments, d'accumuler des démonstra-
» tions, pour mettre en évidence un fait désormais acquis,
» une vérité devenue vulgaire. Les épidémies variolaires
» s'arrêtant devant la vaccine, la maladie frappant les uns,
» respectant les autres, suivant qu'ils ont été soustraits ou
» soumis à la vaccination ; les individus vaccinés devenant

» réfractaires à une nouvelle invasion du virus, soit vacci-
» nal, soit varioleux, telles sont les preuves irréfragables
» qui ont fini par triompher de toutes les résistances, et par
» porter la conviction dans l'esprit des plus incrédules (1). »

Ce sont là d'éloquentes paroles qu'on ne saurait trop répéter, mais qui tendent à faire croire à cette universalité
d'opinions qui n'existe pas encore.

Que de fois avons-nous eu à lutter contre l'inertie des
parents (je parle des classes ouvrières), répondant invaria-
blement que la vaccine donne des maladies, ou bien à ce
préjugé populaire que, quand la vaccination se fait pendant
une période épidémique, l'enfant gagnera infailliblement
l'épidémie. Je ne parle pas de cette croisade dirigée par
nombre de médecins mêmes contre la vaccination ; croisade
qui ne rencontre que trop de crédules et d'adeptes dans les
masses populaires.

Pendant le cours de ces dernières années, l'extrême ra-
reté des affections varioliques pouvait donner quelque poids
à ces considérations toutes théoriques; mais nous espérons
que l'épidémie, qui s'est étendue pendant le cours de cette
année sur une partie de l'Europe, les combattra avec plus
de succès que ne pourraient le faire tous les écrits des
médecins les plus compétents pendant bien des années.

Pendant le courant, et surtout vers la fin de juillet et le
commencement du mois d'août, la température s'éleva à
un degré de chaleur tout à fait inusité. Il régna une telle
sécheresse qu'un grand nombre de sources qui avaient toujours fourni de l'eau au pays furent taries. La température
extérieure s'éleva jusqu'à 35 ou 36 degrés centigrades, et
les appartements les mieux clos ne purent guère rester au-
dessous de 25 ou 26 degrés centigrades.

(1) Monneret et Fleury, *Compendium de médecine pratique*, t. VIII, p. *407*

Pendant cette période le nombre des varioles resta à peu près stationnaire. — Quelques nouveaux cas seulement se développèrent pour remplacer en quelque sorte les cas de guérison. — Seulement ces nouveaux cas se manifestèrent avec des symptômes d'une intensité bien plus considérable. Il est facile de comprendre d'ailleurs, que la température extérieure étant presque intolérable, les malheureux malades couverts de pustules devaient supporter d'horribles tortures.

Le nombre des cas qui se sont développés pendant la période assez courte que je viens de signaler sont au nombre de six.

Ils se subdivisent de la manière suivante : 1° jeune homme de vingt-deux ans, variole hémorrhagique, mort le dixième jour. 2° jeune fille de seize ans, variole confluente, suppuration énorme, guérison.

3° Femme de trente-cinq ans, mère de quatre enfants, variole confluente, guérison.

4° Jeune fille de dix-huit ans, varioloïde, guérison.

5° Fille de vingt-cinq ans, non vaccinée, variole confluente, guérison.

6° Homme de vingt-huit ans, variole confluente, guérison.

Les traits communs à ces six varioles ont été assez nombreux et parfaitement caractérisés.

Ces traits sont assez différents de ce que nous avons observé pendant le reste de l'épidémie pour constituer en quelque sorte une période à part ; une constitution épidémique particulière dans la constitution épidémique générale. Je crois que cette modification est due à l'excessive élévation de température que j'ai constatée. Dès le début et pendant les trois premiers jours , une diarrhée plus ou moins considérable ; cette diarrhée cessait vers le troisième jour pour réapparaître le neuvième et le dixième.

Ainsi, dès le début, la fièvre avait une intensité bien plus considérable que dans tous les cas observés précédemment. La période prodomique était moins longue. —Les premières pustules apparaissaient avant le commencement du second jour. La période d'éruption offrait également quelques différences dignes d'être notées, Elle se faisait progressivement.

Au commencement du second jour on distinguait quelques pustules en très-petit nombre ou plutôt quelques taches roses, offrant une grande analogie avec les taches lenticulaires de la fièvre typhoïde. Les personnes étrangères ne pouvaient croire à une variole ou même à une varioloïde. Ces taches, d'abord au nombre de six ou huit sur le visage et sur le corps, sans élevures et sans saillies augmentaient rapidement de volume. Le troisième et le quatrième jour apparaissaient quelques nouvelles taches. On commençait à croire à l'éruption d'une varioloïde. Puis enfin le nombre en devenait énorme vers le sixième jour et la varicelle, puis la varioloïde, se transformaient en variole confluente.

Cette marche de la maladie s'observa dans tous les cas que nous avons remarqués pendant les quelques jours que je viens de signaler, et elle constitue une véritable anomalie.

En outre les accidents fébriles, qui d'ordinaire cessent dès que l'éruption a paru, prenaient une nouvelle intensité et en même temps survenaient des accidents cérébraux.

Ces accidents consistaient en des alternatives continuelles de coma et de délire. Tantôt le malade était plongé dans un sommeil tel qu'il était très-difficile de le réveiller ; tantôt, au contraire, dans une agitation telle que plusieurs personnes éprouvaient souvent la plus grande difficulté à maintenir le patient dans son lit. Dans plusieurs cas même nous avons observé des soubresauts des tendons et des mouvements convulsifs et automatiques des bras et des jambes.

Le délire variait chez les différents sujets, mais il se rapportait le plus souvent à une certaine habitude de la vie, à des occupations domestiques. — Tantôt le malade voulait se lever pour aller à son travail et se débattait avec vigueur lorsqu'il était contenu; tantôt il croyait être à table et chanter; tantôt il apostrophait des camarades avec lesquels il voulait sortir.

La sensibilité était exaspérée malgré ces symptômes cérébraux; ainsi la simple pression du doigt sur le bras pour tâter le pouls faisait souvent pousser des cris au malade.

La déglutition était difficile; à peine quelques cuillerées de tisane et de lait coupé pouvaient être ingurgitées, et il y avait maintes fois des sortes de spasmes convulsifs rappelant les spasmes de l'hydrophobe; et encore faut-il noter qu'après l'ingestion de ces quelques liquides le délire était toujours un peu plus violent.

Les différents phénomènes que je viens d'indiquer sommairement étaient plus violents la nuit que le jour.

Il faut remarquer que c'est surtout pendant la nuit que l'intérieur des maisons était inhabitable à cause de la température élevée qui y régnait alors, et qui ne diminuait un peu que vers le matin.

Toutes ces formes n'appartiennent pas à la variole, mais seulement aux complications produites par la température extérieure. — La chaleur solaire de l'air engendrait des malaises énormes chez ces malheureux patients, et malgré le soin que je mettais à leur faire changer de lit deux fois par jour, je ne pouvais procurer qu'un bien léger soulagement aux horribles tortures supportées par eux. — Tous ces symptômes persistaient jusqu'à la fin du onzième jour.

A dater de cette époque, la fièvre diminuait et le malade pouvait commencer à digérer quelques bouillons; enfin, vers les treizième, quatorzième et quinzième jour, un autre phénomène, digne d'être noté, était une suppuration liquide très-abondante et siégeant principalement sur les membres.

La variole peut-elle dégénérer en varicelle? C'est là une proposition qui a été niée formellement par bon nombre d'auteurs, sinon par tous. Ne pouvant nous prononcer nous-même sur des faits de cette importance, nous devons nous borner à la relation des observations que nous avons été à même de faire, dans l'espoir que leur analyse pourra un jour jeter quelques lumières sur la solution de ces faits. Voici un des faits les plus intéressants qu'il nous a été donné d'observer.

Madame X... est une jeune femme de vingt ans, rachitique, peu développée de taille et déformée.

Elle a deux enfants non vaccinés, l'un de deux ans et demi, l'autre de six mois. — Elle habite un petit appartement composé de trois pièces, très-bien aéré et très-bien exposé. Les deux enfants sont très-faibles de constitution, tous deux rachitiques. De nombreux cas de variole avaient apparu dans le quartier qu'elle habite, mais depuis quatre semaines environ tous étaient guéris, et aucun autre cas ne s'était déclaré.

L'aîné des enfants fut tout à coup frappé d'une variole confluente qui débuta avec une grande intensité. L'éruption apparut à la fin du deuxième jour. — L'enfant perdit le sommeil, cria nuit et jour, et finit par succomber le septième jour.

Pendant tout ce temps le plus jeune des deux enfants ne cessa d'habiter la même chambre, de recevoir les soins des mêmes personnes, et d'être à peu près constamment en contact avec le petit malade. — Cependant, huit jours après elle eut une varioloïde des plus légères qui se passa sans le moindre accident fébrile. — Un mois plus tard elle fut vaccinée, et l'éruption vaccinale suivit son évolution normale. Par conséquent, cette enfant n'était pas préservée par elle-même.

Je dois ajouter que cette famille logeait dans le voisinage de celle dont j'ai rapporté plus haut l'histoire, et chez laquelle tous les enfants non vaccinés avaient été contagionnés tour à tour.

Ce fait m'a frappé d'autant plus vivement que je n'avais pas douté un seul moment que le second enfant ne dut être contagionné fatalement.

En résumé, voici les conclusions que je crois pouvoir tirer de cette étude :

1° La variole a frappé proportionnellement beaucoup plus d'individus non vaccinés que d'individus vaccinés ; mais toutes les fois que la variole a été confluente, elle a été moins grave chez les vaccinés que chez les non vaccinés.

2° Il ne m'a pas été donné de constater un seul cas de variole confluente chez les individus vaccinés depuis peu de temps.

3° La variole a toujours été d'autant plus grave, qu'elle a frappé des sujets plus jeunes ; ainsi, je n'ai pas vu guérir un seul enfant au-dessous de six mois.

4° Je n'ai remarqué rien de spécial relativement aux sexes.

5° Il m'a semblé que la force de l'éruption diminuait en se propageant. — Ainsi, dans une famille de plusieurs enfants, le premier contagionné était plus gravement malade que tous les autres.

6° Il n'est pas impossible de voir la variole confluente dégénérer en varioloïde et même en varicelle.

Je sais que ma dernière proposition est en désaccord avec tout ce qui a été généralement publié. Cependant, 'est là le fait très-absolu observé dans le cours de la précente épidémie.

Je termine cet exposé en mentionnant une épizootie qui a sévi avec quelque intensité sur les vaches des nourrisseurs de Rueil pendant l'année 1864. La maladie dont il s'agit est désignée par les vétérinaires et les nourrisseurs sous le nom de *Cocotte* ; elle se manifeste par des pustules qui se développent sur les bestiaux, et qui sont surtout apparentes aux jambes, à la bouche et sur les pis.

Ces pustules suivent des périodes régulières de développement et de suppuration.

La suppuration est même quelquefois tellement abondante qu'elle décole le sabot de l'animal.

En même temps, l'animal perd l'appétit, une fièvre intense se développe, la sécrétion du lait se tarit à peu près complétement.

La durée est d'environ une douzaine de jours. Cette affection est éminemment contagieuse ; une seule bête malade suffit pour infecter toute une étable.

La maladie ne paraît pas sujette à récidive ; une vache qui a été atteinte une fois ne l'est jamais de nouveau.

Il est bon d'ajouter que cette maladie, bien que très-grave, n'est que très-rarement mortelle.

Il m'a semblé que cette épizootie n'était autre que la variole. — Je n'ai constaté aucune différence avec la variole humaine, et c'est à ce titre que je rattache cette mention à l'étude de l'épidémie que je viens de terminer.

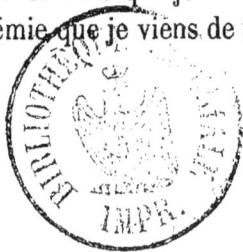

BEALE. DE L'URINE, DES DÉPÔTS URINAIRES ET DES CALCULS, de leur composition chimique, de leurs caractères physiologiques et pathologiques et des indications thérapeutiques qu'ils fournissent dans le traitement des maladies, par Lionel BEALE, médecin et professeur au King's College Hospital. Traduit de l'anglais sur la seconde édition et annoté par MM. Auguste Ollivier et George Bergeron, internes des hôpitaux. Paris, 1865, 1 vol. in-18 jésus, de XXX-540 pages avec 136 figures.   7 fr.

BERNARD (Cl.). LEÇONS SUR LES PROPRIÉTÉS PHYSIOLOGIQUES ET LES ALTÉRATIONS PATHOLOGIQUES DES LIQUIDES DE L'ORGANISME, par CL. BERNARD, professeur au Collège de France. Paris, 1859. 2 vol in-8, avec 32 figures. 14 fr.

BERNARD (Cl.). INTRODUCTION A L'ÉTUDE DE LA MÉDECINE EXPÉRIMENTALE, par CLAUDE BERNARD, membre de l'Institut de France (Académie des sciences) et de l'Académie impériale de médecine, professeur de médecine au Collège de France, professeur à la Faculté des sciences, etc. Paris, 1865, in-8, 400 pages.   7 fr.
Cet ouvrage présente le tableau des doctrines et des faits exposés par le professeur dans les Cours du Collège de France et de la Sorbonne depuis sa dernière publication en 1859 jusqu'à la fin du 2e semestre 1865.

BOUCHUT. TRAITÉ PRATIQUE DES MALADIES DES NOUVEAUX-NÉS, DES ENFANTS à la mamelle et de la seconde enfance, par le docteur E. BOUCHUT, professeur agrégé à la Faculté de médecine, médecin de l'hôpital des Enfants malades. *Quatrième édition*, corrigée et considérablement augmentée. Paris, 1862, 1 vol. in-8 de 1024 pages, avec 46 figures.   11 fr.
Ouvrage couronné par l'Institut de France.
Après une longue pratique et plusieurs années d'enseignement clinique à l'hôpital des Enfants de Sainte-Eugénie, M. Bouchut, pour répondre à la faveur publique, a étendu son cadre et complété son œuvre, en y faisant entrer indistinctement toutes les maladies de l'enfance jusqu'à la puberté. On trouvera dans son livre la médecine et la chirurgie du premier âge.

BOUCHUT. HYGIÈNE DE LA PREMIÈRE ENFANCE, comprenant les lois organiques du mariage, les soins de la grossesse, l'allaitement maternel, le choix des nourrices, le sevrage, le régime, l'exercice et la mortalité de la première enfance, par le docteur E. Bouchut. Paris, 1862, in-18 de 400 p. 3 fr. 50

CHURCHILL (Fleetwood). TRAITÉ PRATIQUE DES MALADIES DES FEMMES, hors l'état de grossesse, pendant la grossesse et après l'accouchement, par Fleetwood CHURCHILL, professeur d'accouchements, de maladies des femmes et des enfants à l'Université de Dublin. Traduit de l'anglais sur la *Cinquième édition*, par MM. WIELAND et DUBRISAY, anciens internes des hôpitaux, et contenant l'Exposé des travaux français et étrangers les plus récents. Paris, 1866, 1 vol. grand in-8 d'environ 1100 pages avec 350 figures.   15 fr.

CRUVEILHIER. TRAITÉ D'ANATOMIE PATHOLOGIQUE GÉNÉRALE, par J. CRUVEILHIER, professeur d'anatomie pathologique à la Faculté de médecine de Paris. *Ouvrage complet*. Paris, 1849-1864. 5 vol. in-8.   35 fr.

DEMARQUAY. ESSAI DE PNEUMATOLOGIE MÉDICALE, RECHERCHES PHYSIOLOGIQUES, CLINIQUES ET THÉRAPEUTIQUES SUR LES GAZ, par J.-M. DEMARQUAY, chirurgien de la Maison municipale et du Conseil d'État, membre de la Société impériale de chirurgie. Paris, 1866, 1 vol. in-8 de 865 pages, avec fig. 9 fr.

DICTIONNAIRE GÉNÉRAL DES EAUX MINÉRALES ET D'HYDROLOGIE MÉDICALE, comprenant la géographie et les stations thermales, la pathologie thérapeutique, la chimie analytique, l'histoire naturelle, l'aménagement des sources, l'administration thermale, etc., par MM. DURAND FARDEL, inspecteur des sources d'Hauterive à Vichy; E. LE BRET, inspecteur des eaux minérales de Baréges; J. LEFORT, pharmacien, avec la collaboration de M. JULES FRANÇOIS, ingénieur en chef des mines, pour les applications de la science de l'ingénieur à l'hydrologie médicale. Paris, 1860, 2 forts volumes in-8 de chacun 750 pages.   20 fr.
Ouvrage couronné par l'Académie de médecine.

DUTROULAU. TRAITÉ DES MALADIES DES EUROPÉENS DANS LES PAYS CHAUDS. (régions tropicales), climatologie, maladies endémiques, par le docteur A.-F. DUTROULAU, premier médecin en chef de la marine. Paris, 1861, in-8, 608 pages. 8 fr.

FONSSAGRIVES. HYGIÈNE ALIMENTAIRE DES MALADES, DES CONVALESCENTS ET DES VALÉTUDINAIRES, ou du Régime envisagé comme moyen thérapeutique, par le docteur J.-B. FONSSAGRIVES, professeur à la Faculté de Montpellier, etc. Paris, 1861, 1 vol. in-8 de 660 pages. 8 fr.

FONSSAGRIVES. THÉRAPEUTIQUE DE LA PHTHISIE PULMONAIRE, basée sur les indications, ou l'art de prolonger la vie des phthisiques par les ressources combinées de l'hygiène et des médicaments, par J.-B. FONSSAGRIVES, professeur d'hygiène à la Faculté de Montpellier. 1 vol. in-8 de 600 pages. 7 fr.

FRERICHS. TRAITÉ PRATIQUE DES MALADIES DU FOIE ET DES VOIES BILIAIRES, par FRERICHS, professeur de clinique médicale à l'Université de Berlin, traduit de l'allemand par les docteurs DUMESNIL et PELLAGOT. *Deuxième édition*, avec additions nouvelles de l'auteur. Paris, 1866, 1 vol. in-8 de 900 pages avec 120 figures. 12 fr.
Ouvrage couronné par l'Institut de France.

GRISOLLE. TRAITÉ DE LA PNEUMONIE, par A. GRISOLLE, professeur à la Faculté de médecine de Paris, médecin de l'Hôtel-Dieu, etc. *Deuxième édition*, refondue et considérablement augmentée. Paris, 1864, in-8, XIV-744 p. 6 fr.
Ouvrage couronné par l'Académie des sciences et l'Académie de médecine (Prix Itard).

MAGNE. HYGIÈNE DE LA VUE, par le docteur A. MAGNE. *Quatrième édition*, revue, corrigée et augmentée. 1 vol. in-18 jésus de 300 pages, avec figures. 3 fr. 50

ROUSSEL. TRAITÉ DE LA PELLAGRE et des pseudo-pellagres, par le docteur J.-B.-Th. ROUSSEL. Ouvrage qui a obtenu le grand prix de médecine à l'Institut de France. Paris, 1866, 1 vol. in-8 de 600 pages. 10 fr.

TROUSSEAU. CLINIQUE MÉDICALE DE L'HÔTEL-DIEU DE PARIS, par A. TROUSSEAU, professeur de clinique interne à la Faculté de médecine de Paris, médecin de l'Hôtel-Dieu, membre de l'Académie de médecine. *Deuxième édition*, corrigée et augmentée. Paris, 1865. 3 v. in-8 de chacun 800 p. 30 fr.

VALLEIX. GUIDE DU MÉDECIN PRATICIEN, ou Résumé général de pathologie interne et de thérapeutique appliquées, par le docteur F.-L.-I. VALLEIX, médecin de l'hôpital de la Pitié. *Cinquième édition*, revue, augmentée et contenant le résumé des travaux les plus récents, par P. LORAIN, médecin des hôpitaux de Paris, professeur agrégé de la Faculté de médecine de Paris. Paris, 1866. 5 beaux volumes grand in-8 de chacun 800 pages avec figures. 45 fr.
Table des matières. — Tome I. Fièvres, maladies constitutionnelles, névroses. Tome II. Maladies des centres nerveux, maladies des voies respiratoires. Tome III. Maladies des voies circulatoires. Tome IV. Maladies des voies digestives et de leurs annexes, maladies des voies génito-urinaires. Tome V. Maladies des femmes, maladies du tissu cellulaire, de l'appareil locomoteur et des organes des sens. Intoxication.

VIRCHOW. PATHOLOGIE CELLULAIRE basée sur l'étude physiologique et pathologique des tissus, par R. VIRCHOW, professeur d'anatomie pathologique, de pathologie générale et de thérapeutique à la Faculté de Berlin, médecin de la Charité, membre correspondant de l'Institut. Traduit de l'allemand sur la deuxième édition, par le docteur P. PICARD, édition revue et corrigée par l'auteur. Deuxième tirage. Paris, 1866. 1 vol. in-8 de XXXII-416 pages, avec 144 figures. 8 fr.

WOILLEZ. DICTIONNAIRE DE DIAGNOSTIC MÉDICAL, comprenant le diagnostic raisonné de chaque maladie, leurs signes, les méthodes d'exploration et l'étude du diagnostic par organe et par région, par E.-J. WOILLEZ, médecin des hôpitaux de Paris. Paris, 1861, in-8 de 932 pages. 11 fr.

www.ingramcontent.com/pod-product-compliance
Lightning Source LLC
Chambersburg PA
CBHW071411200326
41520CB00014B/3385